OBSERVATION DE GUÉRISON

D'UNE

PARALYSIE DU MOUVEMENT

DE LA TOTALITÉ DE LA FACE;

RECUEILLIE DANS LE SERVICE DE M. MAGENDIE;

SUIVIE DE

CONSIDÉRATIONS GÉNÉRALES

SUR LES CAUSES ET LE TRAITEMENT DE CES PARALYSIES;

PAR

CONSTANTIN JAMES,

DOCTEUR EN MÉDECINE,

Professeur à l'Athénée, ancien interne de première classe de l'Hôtel-Dieu et de la Charité,
rédacteur des leçons de médecine et de physiologie de M. Magendie,
membre de plusieurs sociétés savantes.

Prix : 1 fr. 25 c.

PARIS.

Chez FORTIN, MASSON et Cᵉ, successeurs de CROCHARD et Cᵉ,

Place de l'Ecole-de-Médecine, 1.

1841.

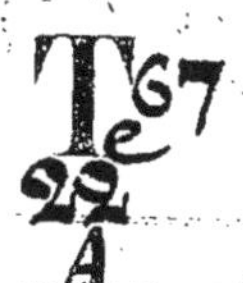

PARALYSIE

DES DEUX SEPTIÈMES PAIRES.

IMPRIMERIE ET LITHOGRAPHIE DE FÉLIX MALTESTE ET Cᵉ,
Rue des Deux-Portes-Saint-Sauveur, 18.

OBSERVATION DE GUÉRISON

D'UNE

PARALYSIE DU MOUVEMENT

DE LA TOTALITÉ DE LA FACE;

RECUEILLIE DANS LE SERVICE DE M. MAGENDIE;

SUIVIE DE

CONSIDÉRATIONS GÉNÉRALES

SUR LES CAUSES ET LE TRAITEMENT DE CES PARALYSIES;

PAR

CONSTANTIN JAMES,

DOCTEUR EN MÉDECINE,

Professeur à l'Athénée, ancien interne de première classe de l'Hôtel-Dieu et de la Charité, rédacteur des leçons de médecine et de physiologie de M. Magendie, membre de plusieurs sociétés savantes.

Prix : 1 25 c.

PARIS.

CHEZ FORTIN, MASSON ET Cᵉ., SUCCESSEURS DE CROCHARD ET Cᵉ,

Place de l'Ecole-de-Médecine, 1.

1841.

HOMMAGE

A

M. Magendie,

MON MAITRE.

PARALYSIE

DES DEUX SEPTIÈMES PAIRES.

L'observation qui fait le sujet de ce travail est, je crois, à peu près unique dans les annales de la science. A ce titre, elle mérite d'être rapportée avec quelques détails. Elle me paraît surtout intéressante en ce qu'elle met parfaitement en relief l'action respective des nerfs de la septième paire l'un sur l'autre, et le concours nécessaire de ces deux nerfs pour le jeu et l'harmonie des muscles du visage.

Voici cette observation. Je la raconterai simplement, sans commentaire aucun, me réservant de revenir ensuite sur l'examen et la solution des questions physiologiques qu'elle soulève.

Obs. — Mademoiselle X., âgée de 22 ans, d'un tempérament d'apparence lymphatique, se présente le 2 avril 1840 à la consultation de M. Magendie. Sa taille est moyenne, ses cheveux blonds, ses traits peu colorés. Elle dit avoir toujours joui d'une santé parfaite, lorsque, il y a quinze jours, elle éprouva, sans cause connue ni même appréciable, les premiers symptômes de la maladie dont elle est maintenant affectée. Ces symptômes, je vais les énumérer en suivant l'ordre de leur apparition, de leur succession et de leurs progrès.

Mais, avant de commencer, je sens la nécessité d'établir quelques divisions qui nous serviront de point de rappel dans l'exposé de cette observation. Nous verrons en effet que chaque fois que les phénomènes morbides changeront d'aspect, chaque fois aussi la maladie aura changé de caractères.

Je divise donc mon observation en quatre périodes. A chacune de ces périodes correspondra un groupe particulier de symptômes , ainsi qu'une phase spéciale de la paralysie.

PREMIÈRE PÉRIODE.

DÉVIATION DES TRAITS DU CÔTÉ DROIT; PARALYSIE DE LA SEPTIÈME PAIRE GAUCHE.

Le premier symptôme fut un léger embarras dans le jeu des paupières du côté gauche. Bientôt le front et la tempe de ce côté cessèrent de se mouvoir. Puis la moitié gauche des lèvres et du menton perdirent leur contractilité et furent entraînés à droite. Jusque-là, la malade n'avait aucunement souffert. C'est alors qu'elle ressentit de l'engourdisement dans la moitié gauche de la langue, sans aucune gêne dans les mouvemens de cet organe, en même temps qu'une exaltation vive de l'ouïe, à tel point que les moindres bruits provoquaient à l'intérieur de l'oreille gauche un pénible retentissement. Au bout de vingt-quatre heures, l'oreille et la langue avaient repris leur sensibilité normale; mais les signes de la paralysie faciale persistaient. Ils avaient acquis leur maximum de développement à l'époque où la malade vint consulter M. Magendie.

Ainsi, distorsion des traits, surtout de la bouche et du menton, du côté droit. Impossibilité de les redresser, de plisser le front, ni de rapprocher complètement l'une de l'autre les paupières gauches. La lèvre supérieure de ce côté est pendante et paraît plus longue que du côté droit; l'inférieure est également paralysée dans toute sa moitié gauche. L'intervalle de ces deux lèvres donne issue à un écoulement involontaire de salive. La joue gauche, tiraillée à droite, est tendue, lisse, appliquée sur les dents et les gencives. On la voit se gonfler dans l'expiration, s'affaisser dans l'inspiration. Pendant le repas, les alimens se portent et s'accumulent du côté gauche. Quand la malade parle, rit, communique quelque expression à ses traits, la difformité augmente.

Ce sont donc bien là tous les signes d'une paralysie complète de la septième paire gauche.

M. Magendie prescrit le galvanisme et emploie le procédé qui lui a tant de fois réussi dans les affections de cette nature.

Une aiguille est implantée dans la glande parotide gauche. Une seconde aiguille est successivement placée aux trous sus-orbitaire, sous-orbitaire et mentonnier du même côté. Nous mettons ces aiguilles en rapport avec les conducteurs de la machine de Clarke, dont on tourne la roue lentement d'abord, puis ensuite un peu plus vite. Chaque commotion galvanique s'accompagne, dans tout le côté correspondant de la face, de douloureux élancemens; mais nous remarquons que les muscles se contractent très faiblement.

Ces séances sont continuées chaque jour de la même manière. Quelquefois, M. Magendie n'emploie qu'une aiguille, celle de la parotide, mais alors il remplace la seconde par le bouton d'un des conducteurs qu'il applique sur la membrane muqueuse de la joue et des lèvres.

Peu de changemens dans les premières séances. Les muscles se contractent un peu mieux dans le moment de l'influence du galvanisme, pour retomber ensuite dans leur immobilité. Quant à la sensibilité de tout ce côté de la face, elle est parfaitement intacte.

Vers la sixième séance (9 avril), il est survenu d'importans phénomènes qui sont le prelude de complications nouvelles dans la marche et le siége de la paralysie.

DEUXIÈME PÉRIODE.

REDRESSEMENT PASSIF DES TRAITS; PARALYSIE DE LA SEPTIÈME PAIRE DROITE.

La déviation des traits diminue notablement, la bouche est moins tiraillée à droite, en un mot la paralysie paraît au premier coup-d'œil être en voie de guérison. Mais est-ce là une amélioration bien réelle? Consultons les symptômes en les isolant. Les mouvemens sont à peu près aussi impossibles du côté gauche qu'ils l'étaient auparavant; de plus ils sont devenus difficiles du côté droit où ils étaient restés intacts jusqu'alors. Ainsi, de ce côté l'œil se ferme à peine, le front ne se plisse presque plus, le sourcil devient tombant, tous phénomènes qui ont signalé le début de la paralysie de la septième paire gauche. Il n'y a donc point amélioration; c'est au contraire une paralysie nouvelle qui commence à envahir la septième paire du côté droit.

M. Magendie, dans l'espoir d'en arrêter les progrès, soumet ce côté de la face à l'action galvanique. Mais les muscles se contractent moins bien qu'à l'état normal. Nul doute, par conséquent, que la septième paire du côté droit ne soit bien positivement compromise à son tour.

Mêmes applications galvaniques du côté gauche. Les contractions sont plus prononcées de ce côté, ce qu'il faut en partie attribuer à ce que les muscles antagonistes opposent moins de résistance.

La malade a ressenti dans la journée du 12 avril cet engourdissement du côté droit de la langue et cette surexcitation de l'ouïe que nous avions mentionnés lors de l'invasion de la paralysie gauche. Ce sont donc littéralement les mêmes phénomènes pour la droite.

Malgré plusieurs séances successives, la paralysie de la septième paire droite continue à faire des progrès. Elle est maintenant (15 avril) aussi complète que celle de la septième paire gauche. A ce degré de la maladie, voici quel est l'état de la face:

Il n'y a plus la moindre déviation des traits. Ceux-ci sont réguliers, mais immobiles, impassibles, à tel point que les sensations intérieures ne se traduisent au dehors que par des changemens dans la coloration du visage. Les yeux largement ouverts paraissent plus grands que de coutume. La malade essaie-t-elle de les fermer, elle ne le peut, et il reste entre les paupières un écartement assez considérable qui laisse apercevoir la teinte blanchâtre de la conjonctive. Les larmes coulent involontairement sur les joues. Le front ne peut plus se plisser. Les sourcils, obéissant à leur poids, pendent au-dessus des orbites, ce qui donne à la physionomie une effrayante expression. Affaissement des narines: souvent, dans les fortes inspirations, elles se rapprochent de la cloison nasale au point de former soupape et d'intercepter complètement le passage de l'air. Les lèvres ont perdu toute faculté contractile; aussi le parler est-il devenu très embarrassé, surtout pour la prononciation des mots où se trouvent des lettres labiales. A chaque mouvement respiratoire, les lèvres, comme deux voiles mobiles, sortent et rentrent selon la direction du courant de l'air. La mastication est pareillement très pénible, car les alimens se portent de chaque côté entre les gencives et les joues, et la malade est obligée de se servir du doigt pour les ramener sous les dents. Les joues sont flasques, pendantes: ce qui rend la figure plus longue et la fait paraître vieillie.

D'après ces phénomènes, il est manifeste que de chaque côté les muscles soumis à l'influence de la septième paire ont perdu toute action qui leur soit propre pour ne plus remplir qu'un rôle exclusivement passif. On dirait presque une tête inanimée sur un corps vivant (1)!

Cependant la santé générale de la malade n'a point cessé un instant d'être parfaite. L'appétit est conservé, le sommeil calme, la tête reste libre. La paralysie de la face est donc plutôt ici une incommodité qu'une maladie véritable.

M. Magendie galvanise à peu près tous les jours les deux septièmes paires. Les contractions musculaires deviennent de plus en plus marquées à gauche; elles sont, au contraire, très faibles du côté droit, c'est-à-dire du côté où la paralysie s'est montrée en dernier lieu.

TROISIÈME PÉRIODE.

DÉVIATION DES TRAITS DU COTÉ GAUCHE; GUÉRISON DE LA PARALYSIE DE LA
SEPTIÈME PAIRE DE CE COTÉ.

Vers la douzième séance (18 avril), les traits commencent à se dévier à gauche. Légère d'abord, cette déviation se prononce chaque jour davantage. La malade, qui en avait paru vivement affectée, reconnaît bientôt que ce qu'elle croyait être une nouvelle complication est un symptôme heureux qui coïncide avec le

---

(1) A la fin de certaines maladies qui ont épuisé toutes les forces de l'organisme, les muscles de la face finissent quelquefois par perdre leur contractilité, comme dans le cas où les deux septièmes paires sont paralysées. La physionomie prend alors un étrange aspect. Quand les malades sont couchés sur le dos, les joues entraînées par leur poids, se portent en arrière, les lèvres se tendent, s'entr'ouvrent, la ligne naso-labiale se dessine davantage; les malades paraissent sourire... Ce sont là de simples phénomènes de pesanteur.

retour des mouvemens dans tout le côté correspondant de la face. Ainsi du côté gauche elle peut déjà plisser les lèvres, rider le front, rapprocher les paupières, tandis que ces mêmes mouvemens sont encore presque nuls du côté droit.

C'est par le degré de déviation des traits que nous sommes avertis de l'amélioration de la paralysie gauche, de sorte que le même signe qui, dans la première période, nous indiquait le progrès de la maladie, nous indique dans celle-ci le progrès de la guérison. Cette contradiction apparente des phénomènes est bien simple à expliquer. Dans le premier cas, les muscles du côté gauche devenaient plus faibles; dans ce second cas ils deviennent plus forts.

A chaque application galvanique nous obtenons une augmentation de la contractilité musculaire. Aussi la face est-elle de plus en plus déviée du côté gauche.

Si les muscles de ce côté recouvrent chaque jour quelque chose de leur action, ceux du côté opposé ne restent pas stationnaires. Maintenant (24 avril), ils peuvent exécuter quelques mouvemens par la seule volonté de la malade, et le galvanisme les fait se contracter bien plus fortement. Mais, qu'on me pardonne cette expression, ils sont en retard par rapport aux muscles du côté gauche. Ceux-ci étaient déjà en voie de guérison que ceux-là n'avaient éprouvé aucune amélioration sensible. De là prédominance des premiers sur les seconds.

Nous voici arrivés à la dix-huitième séance (28 avril). La déviation persiste, bien que de chaque côté les progrès continuent. Ils sont tels du côté gauche que les mouvemens de ce côté paraissent être entièrement rétablis.

QUATRIÈME PÉRIODE.

REDRESSEMENT ACTIF DES TRAITS; GUÉRISON DE LA PARALYSIE DE LA SEP-
TIÈME PAIRE DROITE.

Les muscles du côté droit se contractent de jour en jour davantage, et par suite la déviation des traits tend à s'effacer. Le redressement de la face n'est plus ici, comme dans la seconde période, l'indice d'une double paralysie, mais au contraire d'une double guérison. Ainsi, du côté droit les mouvemens reviennent de la même manière qu'ils sont déjà revenus du côté gauche. Les larmes et la salive ne s'écoulent plus involontairement, la narine ne s'affaisse plus dans l'inspiration, la malade n'a plus besoin du secours des doigts pour ramener les alimens sous les dents; en un mot ce sont les mêmes symptômes d'amélioration que nous avons observés du côté gauche alors que la paralysie de ce côté était près de disparaître.

A la vingt-cinquième séance (8 mai), les traits paraissent redevenus réguliers quand la face reste immobile; mais pour peu que la malade parle ou rie, on remarque encore une légère déviation du côté gauche.

A la trentième (15 mai), la face a repris son expression normale. Tous ses mouvemens sont libres, et, dans quelque sens que la malade les exécute, on n'aperçoit plus que les traits se dévient d'aucun côté. La paralysie devrait donc être regardée comme entièrement guérie, n'était encore un peu d'embarras dans la prononciation de certains mots qui exigent spécialement l'action des lèvres. Par exemple, la malade ne dira pas couramment *papa*, mais *pa-pa*, en mettant un petit intervalle entre les deux syllabes. Aussi M. Magendie juge-t-il quelques applications galvaniques encore nécessaires.

Dans les séances qui ont suivi, les aiguilles ont été implantées directement dans les muscles, dont les contractions n'étaient point tout à fait assez franches, assez nettes. De cette manière, ces muscles ont été plus vivement stimulés que quand les aiguilles étaient placées aux deux extrémités du nerf.

Il n'a plus fallu qu'un petit nombre de séances pour que la prononciation fût redevenue aussi facile qu'avant l'invasion de la paralysie.

Pendant les premiers jours qui ont suivi la guérison, les yeux sont restés un peu larmoyans, par suite de l'action irritante que l'air avait exercée à leur surface, alors que les paupières ne pouvaient se fermer. Le retour et la persistance des mouvemens de clignement ont promptement fait cesser cette légère incommodité.

Depuis cette époque, mademoiselle X. n'a plus éprouvé la moindre gêne dans les mouvemens de la face. Ses traits ont repris toute leur vivacité, toute leur expression, et il ne reste aujourd'hui aucune trace des deux paralysies.

Cette observation, que j'ai dû rapporter avec quelques détails, pourrait servir de texte à de nombreux développemens. Mais mon but n'est pas d'écrire une monographie complète de ces paralysies. Je veux seulement faire, pour le nerf du mouvement de la face, ce que j'ai déjà fait dans un précédent travail (1) pour le nerf du sentiment de cette partie. J'adopterai donc les mêmes divisions. Deux paragraphes vont être consacrés, le premier, à l'appréciation physiologique des symptômes offerts par la malade ; le second, à des considérations générales sur les paralysies de la septième paire.

---

(1) Voir le BULLETIN de l'Académie de médecine (Compte-rendu de la séance du 20 octobre 1840), et ma DISSERTATION INAUGURALE, 1840.

§ I.

APPRÉCIATION PHYSIOLOGIQUE DES SYMPTÔMES OFFERTS PAR LA
MALADE.

Je commence par établir que, dans l'état actuel de la science, il ne peut exister aucune incertitude sur le siége de ces paralysies du mouvement. Nul doute que ce ne soit le nerf de la septième paire. Nos connaissances à cet égard sont telles, que toute discussion relative à ce point de physiologie me paraîtrait pour le moins superflue.

Maintenant, pour bien comprendre les phénomènes de déviation ou de redressement que les traits ont successivement éprouvés aux diverses périodes de la maladie, il suffit de se rappeler quelques principes bien simples de mécanique. Leur application va nous donner la clef de tous ces phénomènes.

On sait que les muscles de chaque côté de la face sont dans un état d'antagonisme permanent, et que le point mobile contre lequel est dirigé leur effort correspond à la ligne médiane. Or, dans l'état normal, les deux forces représentées par ces muscles sont égales, et par conséquent se neutralisent. Il y a donc équilibre. Cet équilibre constitue la régularité de position et d'aspect des deux moitiés du visage.

Que de chaque côté ces forces diminuent ou augmentent d'une même proportion, cela importe peu, mécaniquement parlant. Du moment qu'elles restent égales entre elles, elles se neutralisent, et l'équilibre est conservé,

Il peut arriver que ces forces deviennent nulles. Dans ce cas, les traits n'éprouveront encore de déviation ni à droite ni à gauche, puisqu'ils ne seront plus sollicités d'aucun côté.

Ainsi donc, il n'y a de déviation possible des traits qu'à la condition que les forces, devenues inégales, cesseront de se détruire mutuellement. Voici alors d'après quel mécanisme et dans quel sens aura lieu cette déviation.

Deux circonstances principales peuvent se rencontrer. Ou bien les muscles d'un côté deviennent plus forts que leurs antagonistes : dans ce cas, ils les entraînent ; ou bien ils deviennent plus faibles : dans ce cas, au contraire, ils sont entraînés. Remarquons que, dans le premier cas, il y a augmentation de forces; dans le second, diminution. Ces deux états, diamétralement opposés, offrent bien, comme symptôme commun, la déviation des traits; mais celle-ci indique seulement de quel côté sont les muscles les plus forts, de quel côté les muscles les plus faibles, sans apprendre pour cela comment l'équilibre a été rompu. Or, c'est ce dernier point qu'il importe de bien établir pour le diagnostic et le traitement.

Citons un exemple. Deux malades se présentent, tous deux atteints d'une déviation des traits à droite ; chez le premier, il y a paralysie des muscles du côté gauche ; chez le second, contracture des muscles du côté droit (ce dernier cas pourrait aussi s'observer). Bien que les traits soient entraînés du même côté, c'est-à-dire à droite, ne sont-ce pas cependant là deux maladies différentes par leurs causes, différentes par leur siége, différentes par la médication qu'elles réclament ?

Ces principes posés, revenons à notre observation. Je vais d'abord analyser les changemens survenus dans la force respective des muscles à chaque période de la paralysie faciale.

PREMIÈRE PÉRIODE : *Les muscles du côté gauche sont entraînés par les muscles du côté droit.*

Pourquoi le sont-ils ? Parce que la septième paire gauche étant frappée de paralysie, l'équilibre entre les muscles antagonistes se trouve rompu. Ceux du côté gauche sont devenus plus faibles, ceux du côté droit n'ont rien perdu de leur force ; par conséquent la déviation s'est opérée à droite. Il n'y a pas eu ici augmentation de puissance d'un côté, mais seulement diminution de l'autre. La preuve, c'est que tandis que les muscles du côté gauche avaient entièrement perdu leurs mouvemens, ceux du côté droit conservaient leur contractilité aussi intacte qu'auparavant.

DEUXIÈME PÉRIODE : *Les deux côtés de la face deviennent immobiles, et la déviation des traits disparaît.*

Nous venons de voir que les traits ne s'étaient déviés à droite que par le fait de la prédominance des muscles de ce côté. Que s'est-il donc passé ? La paralysie qui occupait la septième paire gauche envahit la septième paire droite ; en d'autres termes, la force qui était nulle à gauche devient pareillement nulle à droite. Du moment que toute prédominance d'action disparaît entre puissances antagonistes, il n'y a plus de déviation mécaniquement possible, car l'élasticité des tissus rétablit l'équilibre : de là redressement des traits. Ceux-ci, n'étant sollicités en aucun sens, doivent rester immobiles en vertu de ce mécanisme tout passif désigné en physique sous le nom de *force d'inertie.*

Troisième période : *Les muscles du côté gauche entraînent les muscles du côté droit.*

Deux forces étaient en présence, toutes deux annihilées. L'une de ces forces redevient active; à l'instant les traits se dévient de ce côté. Ici donc la perte d'équilibre est due à une augmentation de puissance des muscles du côté gauche, et non à une diminution de puissance des muscles du côté droit, puisque ceux-ci étaient déjà paralysés. Arrive même une époque de cette période où de chaque côté les deux forces augmentent; mais, comme du côté gauche les progrès sont plus avancés et plus rapides, la déviation des traits n'en persiste pas moins.

Quatrième période : *La face reprend ses mouvemens et les traits leur régularité.*

Anssitôt que les muscles du côté gauche ont eu recouvré leur contractilité normale, la force représentée par ces muscles a cessé de s'accroître. Du côté droit, au contraire, les progrès ont continué, et, en même temps que les mouvemens revenaient de ce côté, la déviation des traits diminuait en égale proportion. Cela devait être puisque les forces antagonistes tendaient de plus en plus à se mettre en équilibre. Cet équilibre rétabli, les traits se sont trouvés parfaitement redressés, la physionomie a repris tout son jeu, et nous avons dû regarder la double paralysie comme entièrement guérie.

Ainsi nous pourrions d'un mot caractériser chaque période. Dans la première, diminution d'une des forces. Dans la seconde, absence des deux forces. Dans la troisième, retour d'une des forces. Dans la quatrième, rétablissement normal des deux forces.

Si chez notre malade les deux septièmes paires avaient été affectées d'emblée, et que de chaque côté la paralysie faciale eût suivi une marche parfaitement identique, nous n'eussions observé que des modifications de l'action musculaire, sans aucune déviation des traits. Je ne connais point dans la science d'observation semblable d'une paralysie double; mais, à défaut d'exemple direct, on comprend très bien par le simple raisonnement, pourquoi en pareil cas les traits ne sauraient être déviés.

En voilà assez pour ce qui touche à ces phénomènes de mécanique animale. Passons à l'examen d'autres questions.

Et d'abord, peut-on assigner une cause aux deux paralysies dont notre malade a été successivement affectée ? La chose me paraît tout à fait impossible. En effet, les premiers symptômes ont éclaté au milieu de la santé la plus parfaite. Mademoiselle X. ne s'était point exposée à un courant d'air, n'avait pas fait de chûte, n'avait reçu aucune contusion sur la joue. Elle n'a pas eu non plus d'impression morale vive, n'a jamais été sujette à des attaques d'hystérie. La menstruation est restée régulière. En un mot, aucune cause, interne ou externe, ne peut être regardée comme point de départ probable de la première paralysie.

Même difficulté pour l'étiologie de la seconde. La malade était déjà en traitement quand celle-ci éclate. C'est donc au milieu des soins et des précautions hygiéniques de tout genre, que le côté droit de la face a été entrepris à son tour. Il y a là quelque chose de tout-à-fait insolite, de tout-à-fait inexplicable.

Le mode de développement de ces deux paralysies n'est pas moins curieux à étudier. Elles débutent par les mêmes symptômes, suivent une marche identique, parcourent l'une après l'autre les mêmes phases, sans paraître notablement influencées par la médication énergique qui est dirigée contre elles. A une certaine époque, la même pour les deux, la langue s'engourdit et l'ouïe s'exalte. Il est probable qu'alors la corde du tympan s'est trouvée momentanément affectée. Mais pourquoi deux effets opposés si la cause est semblable ? Pourquoi la sensibilité plus exquise dans l'oreille est-elle devenue plus obtuse dans la langue ? Autant de problèmes insolubles. Tant il est vrai que nos connaissances sur les fonctions et les maladies de la corde du tympan sont encore très imparfaites.

Autre question. La septième paire est, on le sait, composée de deux ordres de filets, les uns moteurs qui lui appartiennent en propre, les autres sensitifs, qui lui sont fournis par ses anastomoses avec la cinquième paire. Chez notre malade, la paralysie était elle limitée aux filets moteurs, ou bien au contraire les filets sensitifs étaient-ils pareillement affectés ?

J'ai déjà eu soin de faire remarquer, dans le courant de l'observation, qu'à aucune période la sensibilité de la face ne nous avait paru diminuée. Ainsi la piqûre des aiguilles était aussi vivement sentie que dans l'état le plus normal. Mais on pourrait objecter qu'il est difficile, dans cette appréciation de la sensibilité, de faire la part de ce qui appartient à la septième ou à la cinquième paire, puisque ce dernier nerf couvre toute la face de ses nombreuses ramifications, et que, par conséquent, on traverse celles-ci avant d'atteindre la septième paire. L'objection tombe devant le fait suivant que M. Magendie nota plusieurs fois chez la malade et dont nous avons eu dans bien d'autres cas l'occasion d'apprécier l'exactitude.

Quand on introduit l'aiguille dans la parotide, si on arrive directement sur une branche de la septième paire, à l'instant la douleur s'irradie vers la face en suivant toutes les divisions de la branche piquée. Donc, les filets sensitifs du nerf ne sont point paralysés comme les filets moteurs. S'il en était autrement, la douleur serait concentrée autour de l'aiguille, ou du moins elle se propagerait seulement dans le sens des divisions de la cinquième paire, car ce serait le seul nerf resté sensible.

On comprend très bien comment, en pareilles circonstances, la septième paire conserve sa sensibilité. Puisque cette sensibilité est fournie par la cinquième paire, et que ce nerf est intact, pourquoi la septième deviendrait-elle insensible?

C'est ainsi que quand on coupe la septième paire sur un animal, dans la portion comprise entre le trou stylo-mastoïdien et l'anastomose avec la branche auriculo-temporale, l'extrémité du nerf qui correspond à la face n'a rien perdu de sa sensibilité, bien que tont mouvement soit aboli (1). C'est que la sensibilité de la septième paire n'est point puisée par ce nerf dans son point d'insertion à l'encéphale. Elle lui est apportée, par la voie des anastomoses, au-delà de l'endroit où nous avons fait notre section.

Ceci explique pourquoi la paralysie de la cinquième paire entraîne la perte de toute la sensibilité de la septième. Les filets sensitifs de ce dernier nerf ont dû nécessairement être paralysés comme la cinquième paire dont ils émanent.

En résumé, il y a eu, chez notre malade, paralysie des deux septièmes paires, avec intégrité parfaite des deux cinquièmes, ainsi que l'indique la perte absolue du mouvement et la conservation intacte de la sensibilité de la face.

---

(1) Ces expériences sont consignées en détail dans les deux volumes des LEÇONS SUR LE SYSTÈME NERVEUX, de M. Magendie, que j'ai rédigées et publiées.

2

§ II.

CONSIDÉRATIONS GÉNÉRALES SUR LES PARALYSIES DE LA SEPTIÈME PAIRE.

Les paralysies de la septième paire sont bien plus fréquentes que celles de la cinquième. Elles ont aussi beaucoup moins de gravité. Les premières, nous venons de le voir, ne compromettent que le mouvement : les secondes, au contraire, s'attaquent tout à la fois à la sensibilité générale et aux sensibilités spéciales. Témoin le malade que j'ai présenté à l'Académie de médecine complètement guéri (20 octobre 1840), et qui, pendant trois ans, avait été traité sans succès d'une anesthésie de la moitié droite de la face, avec perte de la vue, du goût, de l'ouïe et de l'odorat. Il y avait eu de plus, chez ce malade, abolition de la contractilité des muscles qui meuvent la mâchoire inférieure, parce que la branche motrice de la cinquième paire était paralysée au même degré que la branche sensitive.

La paralysie de la septième paire ne détermine aucune altération dans la nutrition des parties où le nerf se distribue, tandis que la paralysie de la cinquième en entraîne souvent de très graves, de très profondes, et même qui peuvent aller jusqu'à la destruction par la gangrène de toute la moitié correspondante de la face.

Si la paralysie d'une des deux septièmes paires s'observe très fréquemment, il est au contraire excessivement rare que ces deux nerfs soient affectés ensemble chez la même personne. Je crois sous ce rapport, et j'en ai déjà fait la remarque, que mon observation est unique dans la science. Elle n'a fait, du reste, que confirmer ce que la physiologie expérimentale nous avait appris, car nous savions par celle-ci que la section des deux septièmes paires, sur l'animal vivant, entraîne l'immobilité absolue de la totalité de la face.

La perte du mouvement de tous les muscles sous-cutanés, dans les cas d'hémiplégie faciale, s'explique à merveille par la distribution du nerf atteint de paralysie. C'est là une question exclusivement anatomique que M. le professeur Berard aîné a traitée très en détail dans un mémoire inséré dans le JOURNAL DES CONNAISSANCES MÉDICO-CHIRURGICALES. N'ayant aucune particularité nouvelle à signaler, je renvoie le lecteur à cet intéressant travail.

Ainsi, nulle difficulté pour reconnaître et interpréter les symptômes de la paralysie de la septième paire.

Mais il reste encore à établir de quelle nature est cette paralysie. Celle-ci dépend-elle d'une affection propre du nerf, ou bien son siége est-il dans le système nerveux central ? Question grave, qu'il faut résoudre avant toutes les autres, car elle les domine toutes. En effet, telle médication qui serait convenable dans le premier cas pourrait devenir inutile ou même nuisible dans le second.

De toutes les maladies du cerveau, l'hémorragie est celle qui s'accompagne le plus constamment de la paralysie de la face. Quand il y a en même temps paralysie des membres du même côté, le diagnostic ne saurait être douteux. Mais cette dernière paralysie peut manquer, bien qu'il y ait eu hémorragie, ainsi que l'a prouvé, par exemple, l'ouverture du cadavre de Dupuytren. D'autres fois elle existe à un degré trop faible pour que le malade en ait la conscience, et alors elle peut aussi échapper au médecin, surtout si c'est le côté gauche qui est paralysé, ce côté étant habituellement moins fort que le côté droit. Ainsi donc, par cela seul que les membres ne paraîtront pas compromis, on n'en conclura pas toujours que l'hémiplégie faciale n'est point liée à une hémorragie du cerveau.

Pour arriver à un diagnostic plus précis, plus certain, il faut se guider spécialement sur les caractères suivans.

Dans l'hémorragie cérébrale, les traits sont bien moins déviés, les muscles de la face conservent quelques mouvemens. *Les malades peuvent facilement, du côté paralysé, rapprocher les paupières et plisser le front.* Au contraire, s'il y a lésion même du nerf et non épanchement dans le cerveau, la déviation des traits est bien plus considérable, et toute contractilité musculaire a disparu. *L'occlusion des paupières et le plissement du front sont devenus impossibles.*

M. le professeur Andral attache une très grande valeur à ces caractères différentiels. Pour moi, j'ai été plus d'une fois à même, dans des cas douteux, d'en reconnaître la justesse et l'importance.

On comprend combien, en pareilles circonstances, une erreur de diagnostic serait grave ; peut-être même deviendrait-elle fatale. Si, en effet, chez une personne atteinte d'une hémorragie cérébrale récente, on allait galvaniser la septième paire, croyant n'avoir affaire qu'à une paralysie idiopathique de ce nerf, ne serait-il pas à craindre que la stimulation électrique ne retentît jusqu'à l'encéphale et ne déterminât un nouvel épanchement?

Si l'hémorragie était ancienne, que le sang fût résorbé et le foyer ci-
catrisé, on n'aurait pas à redouter d'accidens de cette nature. Bien loin
de là, j'ai souvent, dans ces cas, retiré de très bons effets de l'emploi du
galvanisme. C'est donc seulement dans les hémorragies récentes que je
rejette cette médication comme irrationnelle et dangereuse.

L'hémorragie n'est pas la seule maladie du système nerveux central
qui peut amener la paralysie de la face. Celle-ci reconnaîtra également
pour point de départ un ramollissement, un cancer, une masse hydati-
que, un tubercule, en un mot, toute espèce d'altération développée dans
l'encéphale. Il en serait de même d'une exostose, d'une tumeur quelcon-
que comprimant cet organe et gênant son jeu. Mais comme ces divers
états morbides se reconnaissent à des signes particuliers, et qu'alors la
paralysie de la septième paire n'est plus qu'une fraction de la maladie
principale, je n'insisterai point sur chaque diagnostic.

Je suppose donc ce premier point décidé : la perte du mouvement de
la face ne dépend pas d'une affection cérébrale, mais seulement d'une lésion de la septième paire. Peut-on, dès-lors, appliquer en toute sécurité
le galvanisme ?

Il faut encore auparavant s'être assuré, par une appréciation sévère de
tous les antécédens et de toutes les phases de la paralysie, que l'orga-
nisation du nerf n'a subi aucune atteinte. Il n'y a de guérison possible
qu'à la condition que la septième paire, lésée seulement dans ses fonctions, est restée intacte dans son tissu. Ainsi, on ne peut porter trop de
soin à cet examen. Lorsque le cas me paraît douteux, je n'hésite pas à
tenter le galvanisme, mais à très faible dose, et plutôt comme essai que
comme traitement. Si, au bout de quelques séances, il y a du mieux, je
persévère. Si la paralysie n'est point améliorée, je m'arrête et suspends
la médication avant qu'elle ait pu avoir aucun inconvénient.

J'ai eu plus d'une fois sujet de m'applaudir de semblables tentatives. Je
n'en citerai qu'un exemple.

Une dame, âgée de 62 ans, femme d'un ancien chirurgien militaire,
vient me consulter, il y a quelques semaines, pour une hémiplégie faciale
du côté gauche. La paralysie existait depuis plus d'un an et avait été
précédée d'un écoulement très abondant de pus par l'oreille du même
côté. Je prescrivis quelques injections astringentes qui arrêtèrent l'écoulement, mais la paralysie persista. Devais-je recourir au galvanisme ? Il
y avait à craindre ici une carie du rocher s'étant étendue jusqu'au canal
spiroïde et ayant attaqué le tronc même de la septième paire. Cependant,

je me décidai à agir, d'autant plus que tous les autres modes de traitement avaient été jusqu'alors infructueux, et que les traits étaient tellement déformés que la malade n'osait plus paraître en public. A la vingt-cinquième séance, la face avait repris son aspect naturel, et elle l'a conservé depuis.

Nous voici maintenant arrivés à la manière d'administrer le galvanisme et au choix des appareils.

J'ai déjà exposé dans un précédent mémoire (1) inséré dans la GA-ZETTE MÉDICALE, les procédés à suivre pour cette petite opération. Je suis encore entré ici dans de nouveaux détails, en rapportant l'observation qui fait l'objet de ce travail. Il me reste donc fort peu de mots à ajouter pour compléter les renseignemens relatifs aux applications galvaniques.

On se sert d'aiguilles en platine ou en or que l'on enfonce, avec les précautions convenables, dans les points de la face que j'ai indiqués. M. Magendie recommande d'agir en même temps sur la cinquième et la septième paire, à cause de l'influence que le premier de ces nerfs exerce sur le second. Ainsi on implantera une aiguille dans l'épaisseur de la parotide; une autre à l'un des trous sus-orbitaire, sous-orbitaire, mentonnier, ou mieux aux trois successivement. Si, dans le courant du traitement, quelque muscle paraît plus réfractaire à l'action galvanique, on y introduira la seconde aiguille, en laissant en place celle de la parotide.

Il ne faut pas craindre de faire pénétrer les aiguilles au-delà de la peau, puisque c'est la contractilité musculaire qu'il importe de stimuler.

L'introduction des aiguilles, quoiqu'à peine douloureuse, inspire quelquefois aux malades une répugnance invincible. Dans ce cas on ne se sert que des conducteurs que l'on dispose de la manière suivante : l'un, terminé par une surface plane, est appliqué au devant de l'oreille, sur la région parotidienne. L'autre, terminé en olive, est promené à la face interne de la joue et des lèvres, du côté paralysé. De cette manière le fluide galvanique agit également sur le nerf; mais son action est bien moins efficace que quand on emploie les aiguilles.

On est quelquefois obligé, surtout chez les jeunes enfans, de recourir à quelque stratagème pour administrer le galvanisme. C'est alors au mé-

---

(1) Des névralgies et de leur traitement.

decin à modifier le procédé opératoire suivant les circonstances, et on comprend qu'il est impossible d'établir aucune règle à cet égard. Je veux cependant rapporter comment nous nous y sommes pris, M. Leuret et moi, sur le fils du duc de ..... dont l'indocilité extrême et l'état mental s'opposaient à ce qu'il se prêtât au traitement.

Nous voulions galvaniser la langue paralysée du mouvement; mais le malade, intrigué de notre présence et de nos préparatifs, refusait d'ouvrir la bouche. Nous étions bien parvenus à placer, à son insu, une aiguille sur le trajet du nerf hypo-glosse, vers l'angle de la mâchoire : toute la difficulté était donc d'atteindre la langue. Une pile galvanique avait été préparée d'avance ainsi que des pastilles en chocolat que nous avions traversées d'un fil d'argent très mince, lequel fil tenait à un des conducteurs de la pile. Nous donnâmes au malade une de ces pastilles; pendant qu'il la faisait fondre dans sa bouche, l'un de nous, placé en arrière, touchait l'aiguille avec l'autre conducteur. La langue recevait alors une commotion. Nous remplacions la pastille fondue par d'autres disposées de la même manière, jusqu'à ce que la séance fût terminée.

Quelquefois au lieu de pastilles, nous nous servions de confitures que le malade prenait lui-même avec une cuillère d'argent. Mais à cette cuillère tenait un conducteur. Aussi nous n'avions qu'à toucher l'aiguille avec l'autre conducteur pour que la langue reçut la commotion galvanique.

On peut varier de mille manières ces applications, du moment qu'on en possède bien la théorie physique. L'important c'est d'agir sur les deux extrémités du nerf. Parlons maintenant du choix des appareils.

La parfaite identité des fluides électriques, magnétiques et galvaniques est généralement admise aujourd'hui par les physiciens. Ainsi, peu importe tel appareil ou tel autre, puisque la nature du fluide obtenu est la même. Celui-là devra être préféré qui sera le plus simple, le plus commode et dont l'action pourra être le plus facilement graduée.

La pile à auge de Volta convient dans presque tous les cas où le galvanisme est indiqué. J'ai décrit avec détail ses propriétés et son mode d'emploi, dans mon mémoire sur les névralgies (1) : je n'y reviendrai pas ici. J'ajouterai seulement que, pour la paralysie faciale, il faut avoir soin que le pôle négatif soit dirigé vers le tronc du nerf, et le pôle positif vers ses divisions. De cette manière, la contraction des muscles est beau-

---

(1) Op. cit., page 7 et suivantes.

coup plus prononcée que si les pôles sont disposés dans un autre sens. On peut aussi de temps en temps les faire alterner.

La machine électro-magnétique de Clarke est, sans contredit, l'appareil préférable à tous les autres. C'est le seul dont M. Magendie se serve depuis plusieurs années ; c'est aussi celui que j'ai adopté dans ma pratique, mais en y faisant quelques modifications que je vais indiquer ici, car elles me paraissent avantageuses dans un grand nombre de circonstances.

Mon appareil est disposé de manière à ce que le courant passe toujours dans le même sens, au lieu de passer alternativement dans un sens et dans l'autre, comme cela a lieu pour la machine ordinaire de Clarke. Les deux fluides se trouvent ainsi isolés, et l'opérateur peut les diriger à son gré vers tel ou tel point. Aux angles antérieurs de la tablette sont deux trous, sortes de réservoirs où l'on fixe les deux conducteurs chargés de transporter le fluide. La lettre P indique le pôle positif, la lettre N le pôle négatif.

Les effets du courant se font sentir sur l'individu en rapport avec les conducteurs chaque fois que le ressort du milieu abandonne la pièce de cuivre et vient retomber sur le cylindre d'ivoire. C'est dans le point d'échappement qu'on aperçoit l'étincelle.

Il y a deux manières de graduer la force de l'appareil. D'abord le mouvement de la roue. Suivant que ce mouvement est lent ou rapide, la commotion est faible ou intense. Ensuite la disposition de l'armature en fer doux. L'appareil est à son maximum de force quand l'armature est ôtée; à son minimum, quand elle est couchée à plat sous les aimans; à un degré intermédiaire entre le maximum et le minimum, quand elle est placée de champ.

Cette armature a encore pour destination de conserver la propriété et l'action des aimans. Aussi faut-il ne pas négliger de la remettre en place quand on ne se sert pas de l'appareil.

C'est M. Breton, mécanicien fort habile et fort instruit, qui a confectionné, d'après mes indications, la machine électro-magnétique dont je viens de donner un court aperçu. Il a également modifié avec beaucoup d'avantage le petit appareil dont il est l'inventeur, et que j'ai eu quelquefois aussi l'occasion d'employer. Cet appareil peut, au besoin, remplacer la machine de Clarke ; mais, malgré ses perfectionnemens, il est moins simple et moins commode.

La pile à auge de Volta, la machine de Clarke et celle de M. Breton, sont les trois appareils dont j'ai le plus souvent étudié l'usage ; et si je n'en décris pas d'autres ici, c'est que ceux-ci me paraissent parfaitement remplir toutes les conditions que réclame l'application du galvanisme aux paralysies de la face.

Quelle est la durée du traitement de ces paralysies ? Elle n'a rien de bien fixe. Il faut rarement moins de quinze à vingt séances. Ce dernier chiffre me paraît être le terme moyen. J'ai vu cependant la guérison obtenue en dix séances. Un médecin anglais, auquel M. Magendie vient de donner des soins pour une paralysie de la septième paire droite, était complètement guéri à la quatorzième séance. Mais tous les cas ne sont point aussi heureux.

C'est le matin, au moment du réveil, que l'état des malades soumis au traitement galvanique est le plus satisfaisant. Quelquefois, bien que la paralysie dure encore, les traits paraissent tout-à-fait redressés ; mais ils se dévient de nouveau, quand les muscles du côté droit entrent en contraction. Pour que la paralysie doive être regardée comme entièrement guérie, il faut que les deux côtés de la face exécutent leurs mouvemens avec la même liberté et le même ensemble, sans déviation aucune.

Une séance par jour suffit ; deux pourraient fatiguer le malade et irriter la face. Il est même bon, de temps en temps, de suspendre le galvanisme pendant un ou deux jours ; car souvent, dans cet intervalle, la guérison continue à faire des progrès rapides.

Aucun médicament à prendre à l'intérieur ; aucun topique à appliquer sur la face. Je me suis cependant assez bien trouvé de prescrire, entre les séances, des frictions avec l'alcool camphré sur les parties paralysées.

Tel est le traitement, aussi simple qu'efficace, des paralysies de la septième paire par le galvanisme. J'ai déjà recueilli dans ma pratique, et surtout dans celle de M. Magendie, un nombre considérable de faits qui prouvent le parti puissant qu'on peut tirer de cette médication, quand elle est appliquée à propos et d'après les données d'une saine physiologie. Je compte publier ces faits dans un prochain travail. Je reviendrai aussi sur ces graves et intéressantes questions de physique médicale, qui n'ont été que trop longtemps du domaine de l'empirisme, et qui, injustement dépossédés, doivent reprendre dans la science la place qui leur appartient.

FIN.

9 782019 274825